Shilpa Mathew
Vijaya Kumar

ACTIVIDADE ANTIMICROBIANA DE SUTURAS NÃO REABSORVÍVEIS REVESTIDAS COM AGNP

Shilpa Mathew
Vijaya Kumar

ACTIVIDADE ANTIMICROBIANA DE SUTURAS NÃO REABSORVÍVEIS REVESTIDAS COM AGNP

ESTUDO INVITRO

ScienciaScripts

Imprint

Any brand names and product names mentioned in this book are subject to trademark, brand or patent protection and are trademarks or registered trademarks of their respective holders. The use of brand names, product names, common names, trade names, product descriptions etc. even without a particular marking in this work is in no way to be construed to mean that such names may be regarded as unrestricted in respect of trademark and brand protection legislation and could thus be used by anyone.

Cover image: www.ingimage.com

This book is a translation from the original published under ISBN 978-620-7-63957-1.

Publisher:
Sciencia Scripts
is a trademark of
Dodo Books Indian Ocean Ltd. and OmniScriptum S.R.L publishing group

120 High Road, East Finchley, London, N2 9ED, United Kingdom
Str. Armeneasca 28/1, office 1, Chisinau MD-2012, Republic of Moldova, Europe
Printed at: see last page
ISBN: 978-620-7-62878-0

"AVALIAÇÃO DA ACTIVIDADE ANTIMICROBIANA DE
SUTURAS DE SEDA ENTRANÇADA NÃO REABSORVÍVEIS
REVESTIDAS COM NANOPARTÍCULAS DE PRATA. UM
ESTUDO IN VITRO"

BY

DR. SHILPA MATHEW

AGRADECIMENTOS

Antes de mais, louvo e agradeço humildemente a **DEUS ALTÍSSIMO** por me ter dado esta oportunidade e por me ter concedido a capacidade de realizar este projeto de estudo com êxito e de o concluir de forma satisfatória. Sem a sua bênção, nada teria sido possível.

A minha sincera gratidão aos meus pais, que significam muito para mim, **o Sr. MATHEW e a Sra. DALIA,** pelo seu amor e confiança incondicionais, por serem o pilar de apoio e por todos os sacrifícios que fizeram para ajudar a realizar os meus sonhos. Não há palavras que façam justiça ao amor sem limites e ao encorajamento que recebi deles ao longo da minha vida. Agradeço especialmente ao meu querido irmão, **Sr. NOBLE**, e à minha querida irmã, **Sra. SHRUTHY**, que são o meu apoio constante, que me ajudam a vencer o stress e que me ajudaram de todas as formas possíveis.

É, de facto, um prazer e um dever expressar os meus sinceros agradecimentos e uma sentida gratidão ao meu guia e mentor, **Dr. VIJAYA KUMAR K,** Professor Adjunto, Departamento de Periodontologia, Faculdade de Medicina Dentária de Yenepoya, Mangalore. Estou-lhe grato por me ter dado tempo e por me ter orientado pacientemente ao longo da minha dissertação. Durante o meu curso de pós-graduação, recebi a sua orientação insondável, o seu encorajamento e o seu imenso apoio. Tenho o privilégio de o ter como meu professor e agradeço-lhe de todo o coração todos os conselhos, o encorajamento e a motivação para me orientar constantemente na direção certa.

É um prazer genuíno expressar os meus agradecimentos ao **Dr. RAJESH K.S.,** Professor e Diretor do Departamento de Periodontologia da Faculdade de Medicina Dentária de Yenepoya, Mangalore, por ter transmitido os seus vastos conhecimentos através das suas magníficas competências clínicas e discussões ruminantes. Sinto-me incrivelmente afortunado e feliz por ter aprendido o valor de ser um perfeccionista com muita paciência, empatia e capacidades de observação apuradas.

Gostaria de agradecer à **Dra. ASHWINI PRABHU** e ao **DR. RAJESH SHASTRY,** professores assistentes do Centro de Investigação de Yenepoya, Mangalore, que me apoiaram imenso durante o meu estudo. Gostaria de agradecer a MR. **PAVAN SR** e **MR. PRASHOB FERNANDES,** do Centro de Investigação de Yenepoya, Yenepoya (Deemed to be University), Mangalore, pela gentileza em fornecer apoio técnico durante as experiências. Gostaria também de expressar os meus sinceros agradecimentos a **MR. ALBERT GEORGE** pela sua inestimável ajuda na correção e revisão dos aspectos gramaticais do meu trabalho. A sua experiência e orientação melhoraram muito a qualidade da minha redação.

RESUMO

Antecedentes: As infecções resultantes de procedimentos cirúrgicos e fechos de feridas continuam a representar desafios significativos em ambientes de cuidados de saúde. Para resolver este problema, os investigadores desenvolveram suturas de seda entrançada não reabsorvíveis antibacterianas utilizando nanopartículas de prata depositadas *in situ* (AgNPs) e investigaram a sua eficácia na erradicação de infecções por *Staphylococcus aureus* e *Streptococcus mutans*.

Métodos: As suturas de seda entrançada foram modificadas através de um método de fotorredução *in situ* simples e eficiente, resultando na distribuição uniforme de AgNPs ao longo da superfície da sutura. As AgNPs sintetizadas foram caracterizadas utilizando microscopia eletrónica de varrimento (SEM), análise dinâmica de dispersão de luz (DLS) e análise de espetroscopia de infravermelhos com transformada de Fourier (FTIR), confirmando a sua integração bem sucedida nas suturas de seda. A atividade antibacteriana das suturas revestidas com nanopartículas foi comparada e avaliada com suturas de seda entrançadas não modificadas através de ensaios *in vitro* contra *S. aureus* e *S. mutans*.

Resultados: A análise da superfície e da secção transversal das suturas tratadas revelou uma distribuição uniforme e homogénea das partículas de prata obtida através da fotorredução da solução de prata. Esta observação confirma o sucesso do revestimento de nanopartículas de prata (AgNPs) nas suturas. Os estudos antimicrobianos realizados demonstraram reduções significativas nas colónias de bactérias quando expostas às suturas revestidas com nanopartículas de prata. Nomeadamente, a largura da zona de inibição em torno das suturas revestidas manteve-se consistentemente larga e estável durante 7 dias. Este efeito inibitório sustentado e robusto contra bactérias gram-positivas, especificamente *S. aureus* e *S. mutans*, serve como forte evidência da eficácia antibacteriana das suturas revestidas.

5

Conclusões: O revestimento de suturas de seda com AgNPs proporcionou uma capacidade antibacteriana significativa e eficaz às suturas cirúrgicas, com esta atividade a ser mantida por um período de 7 dias. Isto sugere que as suturas depositadas por fotorredução in *situ de* AgNPs têm o potencial de tratar eficazmente as infecções por *S. aureus* e *S. mutans*.

Palavras-chave: Atividade antimicrobiana; Redução química; Suturas não reabsorvíveis; Cirurgia periodontal; Suturas de seda; Nanopartículas de prata

LISTA DE ABREVIATURAS

ABBREVIATIONS	FULL FORM
AgNPs	SILVER NANOPARTICLES
SEM	SCANNING ELECTRON MICROSCOPY
DLS	DYNAMIC LIGHT SCATTERING ANALYSIS
FTIR	FOURIER TRANSFORM INFRARED SPECTROSC
PGA	POLYGLYCOLIC ACID
AGNO$_3$	SILVER NITRATE
CFU	COLONY FORMING UNIT

ÍNDICE DE CONTEÚDOS

INTRODUÇÃO

A sutura é o método mais comum para conseguir o encerramento da ferida na cirurgia periodontal. Uma sutura é um fio de material que é colocado ao longo da ferida para aproximar os tecidos durante a cicatrização das feridas, promovendo assim a cicatrização primária e o controlo da hemorragia[1] . Os objectivos primários da sutura são estabilizar e fixar os tecidos nas suas localizações desejadas[2] . Algumas das características mais importantes associadas a uma sutura ideal são a biocompatibilidade, a redução da reação dos tecidos, a esterilização e o baixo custo. Os materiais de sutura são amplamente classificados de acordo com a degradabilidade em absorvíveis e não absorvíveis; de acordo com a sua origem em naturais ou sintéticos, o seu revestimento em revestidos ou não revestidos, tingidos ou não tingidos; e de acordo com a sua estrutura em monofilamentos ou polifilamentos[3] .

A absorção de suturas absorvíveis, como o catgut e o ácido poliglicólico (PGA), utilizadas principalmente em tecidos internos, é geralmente causada pela degradação enzimática de suturas naturais ou pela hidrólise de materiais sintéticos e, por conseguinte, não requerem remoção, ao contrário das suturas não absorvíveis, como o nylon e a seda, que são utilizadas preferencialmente em tecidos que necessitam de estabilização durante um período mais longo e têm de ser removidas pelo operador[4] . O material de sutura monofilamentar feito de um único fio oferece menos resistência aos tecidos e é menos suscetível de albergar microrganismos do que as suturas multifilamentares. A sutura multifilamentar é preferida em relação à sutura monofilamentar devido à sua facilidade de manipulação, melhor propriedade de nó e ausência de extremidades afiadas que causam menos irritação nos tecidos orais. Devido à facilidade de manuseamento, a sutura de seda é preferida na cirurgia oral, periodontal e endodôntica[5].

As suturas absorvíveis podem induzir diferentes graus de resposta tecidular devido à sua degradação por hidrólise e digestão enzimática, quando comparadas com as suturas não absorvíveis que provocam poucas reacções tecidulares[6]. As suturas podem ser expostas a insultos bacterianos devido à natureza da própria ferida ou por eventos de inoculação posteriores e são frequentemente complicadas por infecções de gravidade diferente, dando assim origem a uma série de complicações pós-cirúrgicas. As suturas de seda multifilamentares e entrançadas produzem uma reação inflamatória maior do que as suturas monofilamentares devido à adesão de bactérias nos seus interstícios na mucosa oral[7].

Vários estudos têm contestado a utilização de suturas multifilamentares devido à sua propriedade de absorção, através da qual as bactérias podem infiltrar-se nos tecidos orais, causando uma inflamação prolongada e grave[8]. Após qualquer cirurgia periodontal, desenvolvem-se biofilmes à volta das suturas, dando origem a inflamação dos tecidos orais circundantes e, nesse ambiente de biofilme, as bactérias escapam às respostas imunitárias do hospedeiro e são também resistentes aos antimicrobianos[9]. A cicatrização dos tecidos orais ocorre normalmente em 5 a 7 dias. A remoção das suturas é normalmente efectuada na consulta de acompanhamento pós-cirúrgico de 7 a 10 dias. Todas as suturas que não são removidas nesta altura actuam como um corpo estranho e promovem a inflamação em graus variáveis[10].

O Streptococcus mutans é uma das bactérias patogénicas orais que tem a capacidade de se fixar a superfícies duras ligadas pela película. Estes cocos gram-positivos dominam a formação de biofilmes no início da fixação e os estudos demonstraram que *os Streptococcus mutans* são capazes de se fixar eficazmente em vários materiais de sutura[11]. Estudos relataram taxas de isolamento de *Staphylococcus aureus* de 24%-84% em cavidades orais dentadas de adultos saudáveis e uma incidência de 48% entre a população que usa próteses. Além disso, várias infecções orais distintas são causadas por este microrganismo[12] . Vários agentes antimicrobianos foram impregnados nas suturas. No entanto, devido à falta de benefícios clínicos demonstráveis, a utilização clínica de rotina destes agentes não pode ser recomendada neste momento[13] . Atualmente, o desenvolvimento e a utilização terapêutica de nanopartículas tem ganho grande interesse para a cicatrização de feridas.

As nanopartículas são definidas como materiais insolúveis de dimensão inferior a 100 nm[14] . Devido ao seu pequeno tamanho, têm uma relação superfície-volume mais elevada e uma interação mais próxima com as membranas microbianas, resultando numa maior área de superfície de atividade antimicrobiana[15] .

Vários metais, como a prata, o cobre, o ouro, o titânio e o zinco, têm sido utilizados desde há muito tempo como materiais antimicrobianos, tendo cada um deles propriedades e uma gama de actividades diferentes[16] . A utilização de prata, iões de prata e compostos de prata tem sido considerada como agente antibacteriano em aplicações biomédicas. Em aplicações dentárias, as nanopartículas de prata demonstraram ser um componente antimicrobiano eficaz quando adicionadas a compósitos de resina dentária e também quando revestidas em brackets e fios ortodônticos[17] . A capacidade da prata metálica para inibir o crescimento bacteriano, incorporando-a como nitrato de prata ou sulfadiazina de prata em cremes e pensos para tratar queimaduras e úlceras, foi amplamente estudada [18].

Atualmente, a literatura apoia principalmente três mecanismos através dos quais as nanopartículas de prata (AgNP) exercem a sua ação antibacteriana[19] . O primeiro postula que as AgNP actuam a nível da membrana, uma vez que são capazes de penetrar na membrana externa, acumulando-se na membrana interna, aumentando a permeabilidade da membrana e induzindo a fuga de conteúdo celular e, subsequentemente, a sua morte[20] . O segundo mecanismo propõe que as nanopartículas também podem entrar na célula e interagir com grupos de enxofre ou fósforo, presentes em conteúdos intracelulares como o ADN e as proteínas, alterando a sua estrutura e funções. Um terceiro mecanismo é a libertação de iões de prata das nanopartículas, que, devido ao seu tamanho e carga, podem interagir com componentes celulares, alterando as vias metabólicas, as membranas e até o material genético [21].

A utilização de AgNPs reduz as doses necessárias do antibiótico e da nanopartícula para alcançar uma atividade antibacteriana eficaz contra várias bactérias, diminuindo assim a probabilidade de efeitos secundários[22]. As AgNPs têm propriedades benéficas que podem ser utilizadas em medicina dentária e são frequentemente estudadas a esse respeito, principalmente devido à sua eficácia antimicrobiana, mesmo contra estirpes multirresistentes. Para além da sua atividade antimicrobiana, as AgNP podem ter propriedades anti-inflamatórias, que são especialmente benéficas no tratamento da periodontite[23].

Os revestimentos antibacterianos desenvolvidos em suturas não reabsorvíveis podem oferecer vantagens importantes em termos de prevenção de infecções cirúrgicas e promover o processo de cicatrização de feridas. Estudos comprovaram a eficácia das AgNP na prevenção da contaminação microbiana quando incorporadas em suturas cirúrgicas absorvíveis e a sua capacidade para melhorar a cicatrização de anastomoses devido a melhores propriedades mecânicas decorrentes da redução da inflamação[24]. No entanto, existem poucos estudos sobre a incorporação de AgNP nas suturas não reabsorvíveis utilizadas em cirurgias periodontais e orais menores.

Assim, o presente estudo in vitro tem por objetivo caraterizar as propriedades físicas, avaliar e comparar a atividade antimicrobiana da sutura de seda entrançada não reabsorvível revestida com AgNP com a da sutura de seda entrançada não reabsorvível não revestida com AgNP.

<u>REVISÃO DA LITERATURA</u>

S. De Simone et al (2014)[25]: Realizou um estudo para desenvolver revestimentos antibacterianos de prata eficazes e de baixo custo em suturas cirúrgicas, adoptando um processo inovador de deposição fotoquímica para evitar a contaminação precoce de feridas cirúrgicas. Todos os estudos antibacterianos demonstraram claramente que a utilização de novas suturas tratadas com prata poderia representar vantagens clínicas em termos de prevenção de infecções cirúrgicas contra a colonização bacteriana. O revestimento de prata depositado nas suturas não demonstrou qualquer efeito citotóxico numa população celular selecionada. Os resultados obtidos sugerem que as suturas antibacterianas revestidas a prata desenvolvidas neste trabalho podem representar uma alternativa interessante às suturas convencionais, com vantagens evidentes em termos de prevenção das infecções cirúrgicas e dos custos de saúde. Além disso, concentrações muito baixas de prata inibiram significativamente a carga microbiana, sem afetar a viabilidade celular.

Baygar et al (2018)[26]: Realizou um estudo para revestir as suturas não absorvíveis com nanopartículas de prata obtidas através de uma abordagem de síntese verde. A síntese biológica mediada por micróbios de AgNPs foi realizada de forma ecológica usando Streptomyces sp. AU2 extrato livre de células e depositado em suturas de seda através de um processo in situ. O potencial antimicrobiano das suturas revestidas com bio-AgNP foi determinado contra os microrganismos patogénicos comuns Candida albicans, Escherichia coli e Staphylococcus aureus. Os resultados revelaram que as nanopartículas de prata aderiram fortemente às suturas. A atividade antimicrobiana das suturas revestidas com bio-AgNP revelou uma forte capacidade antimicrobiana contra estirpes patogénicas. As quantidades de prata medidas por ICP-MS foram inferiores aos limites de toxicidade registados na literatura. O teste de citotoxicidade aplicado a fibroblastos murinos 3T3 utilizando os extractos das suturas revestidas com bio-AgNP demonstrou que estas não afectam a viabilidade celular. Este estudo demonstrou que o revestimento das suturas com nanopartículas de prata biossintetizadas pode proporcionar uma funcionalidade antimicrobiana e antibiofilme que está relacionada com o sucesso das aplicações clínicas e do processo de cicatrização de feridas.

Zhang et al (2014)[23]: Realizaram um estudo em que as AgNPs foram revestidas na superfície de uma sutura absorvível, para explorar ainda mais a sua eficácia anti-inflamatória e potencial aplicação clínica utilizando um modelo de anastomose intestinal. Foi realizada uma microscopia eletrónica de varrimento (SEM) para observar a morfologia e a distribuição das AgNPs na superfície da sutura. 1 cm de uma sutura não revestida, de uma sutura revestida com antibióticos ou de uma sutura revestida com AgNPs foi colocado em placas de ágar LB com E. coli para testar a inibição bacteriana. As respectivas suturas foram depois utilizadas para anastomose ileal em ratinhos. A observação SEM indicou que as AgNPs podiam ser imobilizadas e distribuídas uniformemente na superfície da sutura. A sutura revestida com AgNPs teve a melhor eficácia anti-bacteriana in vitro quando comparada com outros grupos. A imunohistoquímica subsequente no modelo de anastomose intestinal mostrou uma infiltração significativamente menor de células inflamatórias (macrófagos e neutrófilos) e uma melhor deposição de colagénio no tecido anastomótico no grupo de sutura revestido com AgNPs. A medição da pressão de rutura na anastomose cicatrizada confirmou ainda que a sutura revestida com AgNPs tinha melhores propriedades mecânicas.

Steckiewicz KP et al(2022)[22] : Realizaram um estudo em que foram sintetizadas nanopartículas de prata (AgNPs) e conjugadas com clorexidina (AgNPs-CHL) ou metronidazol (AgNPs-PEG- MET) para determinar se podem ser utilizadas no tratamento de doenças periodontais. A segurança e as propriedades antimicrobianas e anti-inflamatórias das AgNPs sintetizadas foram determinadas num modelo in vitro de periodontite. As AgNPs-CHL provaram ser um agente antimicrobiano mais potente, embora fossem mais citotóxicas do que as AgNPs-PEG-MET; no entanto, ambas demonstraram propriedades benéficas em concentrações não tóxicas. As AgNPs-CHL e as AgNPs-PEG-MET podem ser possíveis opções terapêuticas para a doença periodontal, uma vez que possuem propriedades antibacterianas e anti-inflamatórias.

METODOLOGIA

Caracterização de produtos químicos e materiais

O nitrato de prata (AgNO$_3$) foi adquirido à Merck Chemicals, Mumbai, Índia. Todos os meios utilizados no estudo foram adquiridos à HiMedia, Mumbai, Índia. As suturas de seda (Mersilk™) utilizadas no nosso estudo foram obtidas no Departamento de Periodontologia, Yenepoya Dental College, Mangalore. Os testes de caraterização do material incluíram análises SEM, FTIR e DLS realizadas no CIF-MIT em Manipal e no NGSMIPS na Universidade de Nitte em Mangalore, respetivamente.

Preparação de suturas de seda revestidas com nanopartículas

A tecnologia de deposição de prata utilizada neste estudo baseou-se na fotorredução *in situ* da solução de prata. A solução de impregnação de prata foi preparada misturando 0,5 wt/vol% de nitrato de prata em 5 v/vol.% de metanol e água desionizada. A mistura foi submetida a agitação magnética à temperatura ambiente durante 24 horas. O metanol foi utilizado como agente redutor no processo de redução química. Posteriormente, a amostra de sutura foi imersa na solução de prata durante 5 minutos e exposta à luz UV (comprimento de onda = 365 nm, tempo = 20 minutos, distância = 20 cm) para facilitar a síntese de partículas de prata na superfície da sutura. Após o tratamento, as amostras foram lavadas com água desionizada para eliminar qualquer sal residual que não tenha reagido. As amostras tratadas foram então armazenadas numa placa esterilizada para evitar a contaminação até à caraterização posterior e aos testes de eficácia antimicrobiana(225)(Figura 1).

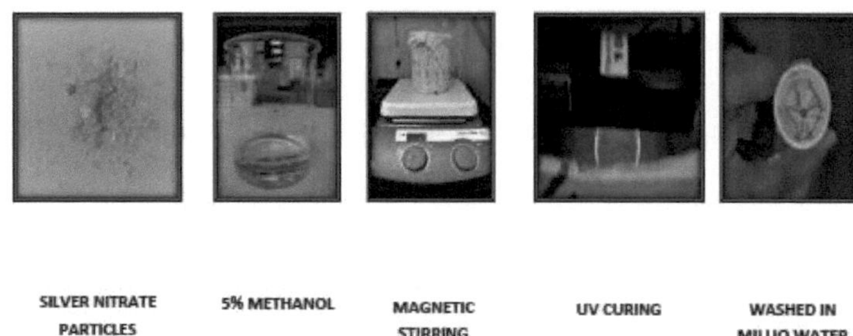

Figura 1. Preparação da sutura de seda revestida com nanopartículas de prata

Caracterização de suturas de seda revestidas com nanopartículas de prata

Microscopia eletrónica de varrimento (SEM)

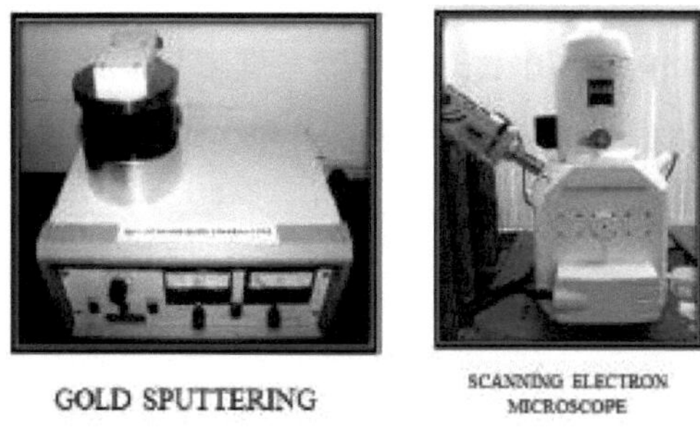

Figura 2: Microscopia eletrónica de varrimento

A morfologia do revestimento de prata e a distribuição dos aglomerados de prata na sutura de seda multifilamentar entrançada foram analisadas por microscopia eletrónica de varrimento (ZEISS EVO 18) (Fig. 2). Para melhorar a condutividade e a qualidade da imagem, as suturas revestidas com nanopartículas de prata foram revestidas individualmente com ouro utilizando um Cressington Sputter Coater (108 Auto) com um controlador de espessura (MTM-10) durante 10 minutos antes da digitalização. A secção transversal dos materiais foi então observada para estudar a sua estrutura e características internas.

Análise dinâmica de dispersão de luz (DLS)

A análise por dispersão dinâmica da luz (DLS) foi efectuada com o Zetasizer nano ZS (Modelo ZEN3690, Malvern Instruments Ltd., Reino Unido). Esta análise foi efectuada a 25 °C com um ângulo de deteção de 90° para medir o diâmetro hidrodinâmico das nanopartículas em solução e para recolher informações sobre o estado de agregação das nanopartículas na solução.

Análise por infravermelhos com transformada de Fourier (FTIR)

O espetro FTIR foi registado a fim de identificar os grupos funcionais presentes na amostra de sutura tratada com prata (sistema FTIR, Bruker alpha, Modelo M-15, EUA).

Atividade antibacteriana de suturas de seda revestidas com nanopartículas de prata

Organismos de teste

As estirpes patogénicas de *Staphylococcus aureus* (MTCC 902) e *Streptococcus mutans* (MCC809) foram adquiridas no National Centre for Microbial Resource, Pune, Índia. As estirpes são cultivadas em caldo Luria Bertani (LB) e sujeitas a incubação a uma temperatura de 37 °C durante 24 horas numa incubadora com agitação.

Método da zona de inibição

O método da zona de inibição foi utilizado para avaliar a atividade antibacteriana tanto do controlo como da sutura de seda depositada com AgNP. Os relvados bacterianos foram preparados em meio de ágar Muller Hinton utilizando cotonetes estéreis com uma concentração de 10^8 CFU/mL. As suturas de seda, cortadas em pequenos pedaços com 1 cm de comprimento e 2 mm de espessura, foram colocadas no ágar. Após a incubação a 37 °C durante 24 horas e a continuação da incubação durante 7 dias, as placas foram examinadas quanto à presença de uma zona de inibição.

Eficácia antibacteriana por diluição em série

A eficácia antibacteriana dos materiais foi avaliada através da contagem bacteriana utilizando o método de diluição em série. As amostras de teste, constituídas por suturas tratadas com AgNP, e as amostras de controlo, constituídas por suturas não tratadas, foram introduzidas, cada uma, em 5 ml de caldo nutriente contendo *S. aureus* e *S. mutans* (Fig. 3). Em seguida, foram incubadas a 37 °C numa incubadora com agitação durante 12 horas. Após a incubação, foram efectuadas diluições em série e cada diluição foi espalhada em placas de ágar e incubada a 37 °C durante 24 horas. Após a incubação, foi contado o número de colónias em cada placa de diluição. O número de colónias bacterianas (CFU) que cresceram nas placas de ágar foi determinado e a eficácia antibacteriana das amostras foi calculada utilizando a seguinte equação: ABE (%)= (Vc - Vt) / Vc x 100, em que Vc e Vt representam o número de colónias para as amostras de controlo e tratadas com prata, respetivamente.

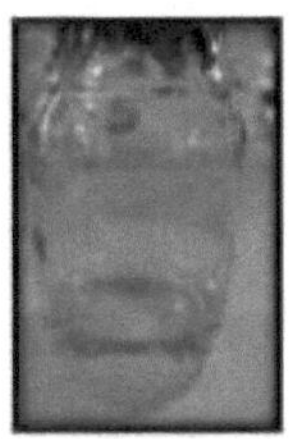

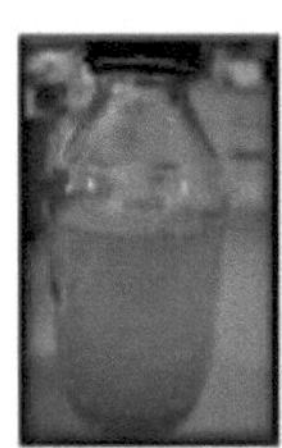

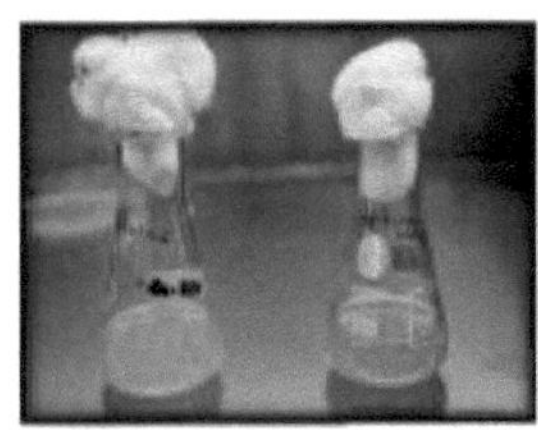

Figura 3: Preparação para a diluição em série

A avaliação da adesão bacteriana na superfície da sutura foi efectuada utilizando segmentos de suturas tratadas e não tratadas com AgNPs, cada uma com 4 cm de comprimento. Amostras separadas de suturas tratadas com AgNPs e não tratadas foram colocadas em tubos estéreis contendo 4 ml de caldo de ágar nutriente inoculado com uma cultura de *S. mutans* e *S. aureus de um* dia para o outro, respetivamente. Após um período de incubação de 24 horas a 37 °C, as amostras foram retiradas do caldo e lavadas três vezes com solução salina tamponada com fosfato (PBS) estéril. Em seguida, as amostras foram colocadas em 1 ml de PBS e submetidas a ultra-sons durante 2 minutos (sonicador GT-SONIC) num banho de ultra-sons que funcionava a uma frequência de 35 kHz. Este processo de sonicação facilitou o desprendimento das bactérias aderidas à superfície da sutura. O líquido recolhido após a sonicação foi submetido a diluições em série e o número de bactérias foi determinado utilizando o método de contagem de colónias.

<u>CONTEXTO DO ESTUDO</u>:

Locais de estudo:

- Departamento de Periodontologia, Faculdade de Medicina Dentária de Yenepoya, Mangalore.
- Centro Central de Instrumentação, MIT, Manipal.
- Centro de Investigação de Yenepoya, Mangalore
- NGSMIPS, Universidade NITTE, Mangalore

<u>FONTE DE DADOS</u>: Os dados serão recolhidos junto de dois grupos diferentes

Grupo 1 (teste) : Suturas de seda entrançadas não reabsorvíveis impregnadas com AgNP

Grupo 2 (controlo): Sutura de seda entrançada não reabsorvível e não tratada

<u>MÉTODO DE AMOSTRAGEM</u>: Amostragem por conveniência

CRITÉRIOS DE INCLUSÃO: Não aplicável

CRITÉRIOS DE EXCLUSÃO: Não aplicável

ANÁLISE **ESTATÍSTICA:** A significância estatística foi avaliada através de ANOVA de uma via, seguida do teste de Tukey para análise post-hoc. A análise estatística foi efectuada utilizando o software GraphPad Prism 5.03.

RESULTADOS

Síntese e caraterização de AgNPs

TABELA 1: CARACTERIZAÇÃO DAS NANOPARTÍCULAS DE PRATA SINTETIZADAS PELO MÉTODO DE FOTORREDUÇÃO

Tipo de análise	Resultados
Dispersão dinâmica da luz	249,9±0,587 nm
Potencial zeta	0,864±4,54 mV

Nota: Os dados são expressos em média ± SEM

No processo de síntese de nanopartículas de prata (AgNPs), foi utilizado um método que envolve a fotorredução *in situ* de uma solução de prata. Os resultados desta síntese são apresentados na Tabela 1. Significativamente, o metanol desempenhou um papel duplo crucial no processo de síntese, funcionando não só como um agente redutor, mas também como um agente estabilizador para as AgNPs. Esta dupla funcionalidade do metanol contribuiu para a formação efectiva e estável das nanopartículas de prata. Os detalhes e resultados experimentais sublinham o papel multifacetado do metanol na síntese e estabilização de AgNPs, fornecendo informações valiosas sobre os mecanismos que regem a formação deste nanomaterial.

Caracterização de fibras de seda funcionalizadas

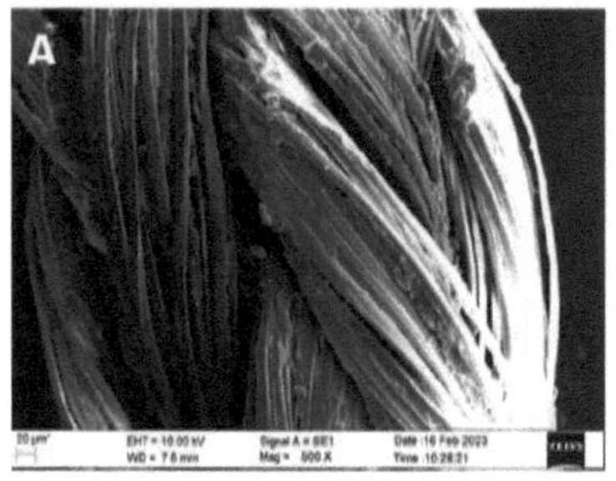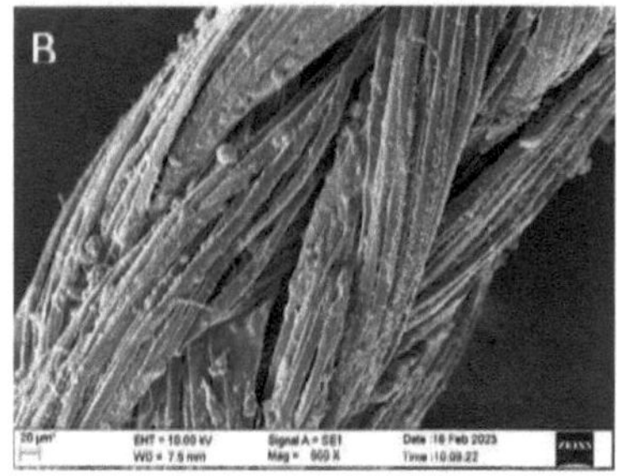

FIGURA 5: Imagens de microscopia eletrónica de varrimento (MEV) de suturas de seda de controlo e revestidas com agnp. (a) Imagens de MEV de suturas de seda de controlo com uma ampliação de 500×, proporcionando uma visão detalhada da morfologia da superfície. (b) As imagens SEM de suturas de seda revestidas com agnp com a mesma ampliação revelam o impacto das nanopartículas de prata na superfície da sutura.

A Figura 5 apresenta micrografias de varrimento que comparam fibras de seda de controlo com fibras de seda revestidas com AgNP. Na Figura 5A, as fibras de seda de controlo apresentam uma superfície lisa com uma ampliação de 500x. Em particular, a Figura 5B revela a análise da superfície das fibras de seda revestidas com AgNP, realçando a presença de nanopartículas de prata (AgNPs) distribuídas pela superfície da fibra. As micrografias mostram um revestimento uniforme de AgNPs nas fibras depositadas, sem qualquer agregação observada de nanopartículas. Este facto sugere uma distribuição eficaz e uniforme das nanopartículas de prata nas fibras de seda, realçando a integração bem sucedida das AgNPs no material de sutura sem agregação indesejável.

Distribuição de tamanhos

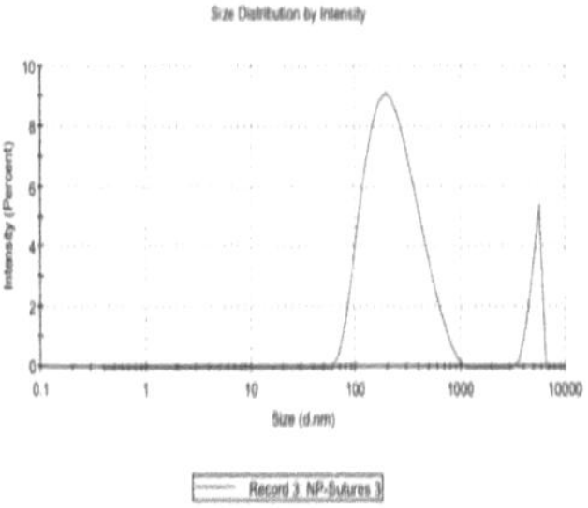

FIGURA 6: Representa o gráfico de distribuição de tamanho da sutura tratada com nanopartículas de prata obtido através da análise DLS

A análise DLS foi utilizada para determinar o diâmetro hidrodinâmico das nanopartículas na solução. Os resultados indicam que o tamanho de partícula das nanopartículas de prata (AgNPs) foi medido em 250 nm, como ilustrado na Figura 6. Além disso, o valor do potencial Zeta para a amostra foi determinado como sendo 0,864.

Avaliação FT-IR das AgNPs

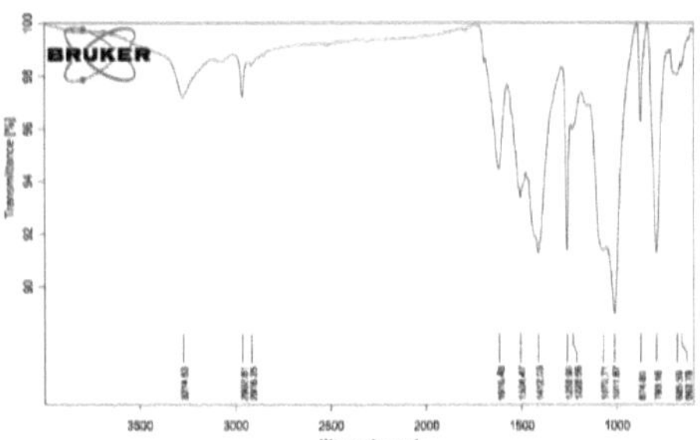

FIGURA 7: O espetro FTIR da sutura tratada com nanopartículas de prata ilustra o espetro de absorção de infravermelhos, revelando informações moleculares sobre a composição das suturas revestidas.

A espetroscopia FTIR foi utilizada para detetar os grupos funcionais presentes nas nanopartículas de prata (Figura 7). As bandas intensas observadas foram comparadas com os valores de pico padrão para identificar os grupos funcionais (27). O padrão FTIR das AgNP mostra picos acentuados a 3274 cm^{-1} , 1616cm^{-1} , 1412cm^{-1} , 1011cm^{-1} , 793cm^{-1} e 874cm^{-1} . A banda a 3274cm^{-1} corresponde à vibração de estiramento -OH. Os picos a 1616cm^{-1} e 1412cm^{-1} correspondem ao estiramento C-C e à flexão C-H, respetivamente, enquanto o pico a 1011cm^{-1} corresponde ao estiramento -CO. Um pico em torno de 700-800cm^{-1} corresponde à vibração de estiramento Ag-Ag nas nanopartículas de prata (28).

Atividade bactericida

TABELA 2 ZONAS DE INIBIÇÃO (MM) DO CONTROLO E DAS FIBRAS DE SEDA REVESTIDAS COM AGNP NOS DIAS 1 E 7

Bactérias	Materiais	1st dia	7th dia
S. mutans	Controlo	-	-
	Sutura de AgNP	7mm	7mm
S. aureus	Controlo	-	-
	Sutura de AgNP	8 mm	8 mm

Notas: -, indica ausência de zona de inibição.

A tabela 2 fornece uma visão geral abrangente da eficácia antibacteriana exibida pelas fibras de seda impregnadas com AgNP contra *S. mutans* e *S. aureus*. As fibras de seda, tratadas utilizando o método de fotorredução, demonstraram uma atividade antibacteriana significativamente mais elevada em comparação com as fibras de seda de controlo.

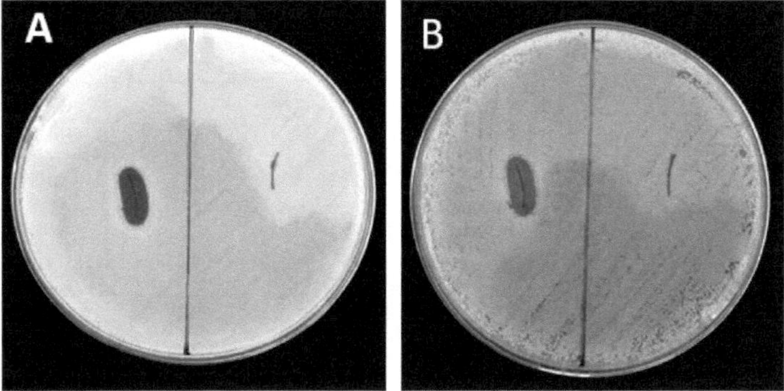

Figura 8: O teste de difusão em disco para suturas não tratadas (lado esquerdo) e tratadas com prata (lado direito) após um período de 7 dias. (A) Corresponde aos resultados com *S. aureus* (B) Representa os resultados com *S. mutans*. Esta representação ilustra efetivamente os efeitos inibitórios do tratamento com prata no crescimento bacteriano, com zonas distintas de inibição visíveis à volta das suturas tratadas com prata.

Nomeadamente, foi evidente uma área de inibição distinta do crescimento bacteriano (medindo 7-8 mm) à volta das suturas tratadas com prata, realçando a eficácia robusta do material, particularmente contra bactérias Gram-positivas (Figura 8). Esta zona de inibição apresentou estabilidade durante 1-7 dias sem sucumbir à invasão bacteriana, em contraste com as fibras de seda de controlo, que não apresentaram zonas de inibição. Estes resultados convincentes sublinham a potencial eficácia das fibras de seda funcionalizadas para aplicações antibacterianas em vários contextos.

QUADRO 3 EFICÁCIA ANTIBACTERIANA EXPRESSA EM NÚMERO DE COLÓNIAS E PERCENTAGEM DE EFICÁCIA ANTIBACTERIANA (ABE %) CALCULADA EM RELAÇÃO À AMOSTRA NÃO TRATADA

Bactérias	Materiais	UFC inicial	Após 24 horas	ABE em %
S. mutans	Controlo	8×10^5	2.4×10^6	
	Sutura de AgNP	8×10^5	2×10^4	91%
S. aureus	Controlo	9×10^7	2.5×10^7	
	Sutura de AgNP	9×10^7	1×10^5	60%

O ensaio de redução bacteriana, detalhado na Tabela 3, quantifica a atividade microbicida das fibras de seda revestidas com AgNP. As percentagens calculadas de eficácia antibacteriana (ABE %) revelaram valores notáveis de 91% e 60% contra *S. mutans* e *S. aureus*, respetivamente.

TABELA 4 AVALIAÇÃO DA ADESÃO BACTERIANA EXPRESSA EM NÚMERO DE COLÓNIAS E PERCENTAGEM DE REDUÇÃO

Bactérias	Materiais	UFC inicial	UFC após sonicação às 24 horas	ABE em %
S. mutans	Controlo	8×10^5	1.5×10^5	
	Sutura de AgNP	8×10^5	3×10^2	91%
S. aureus	Controlo	9×10^7	2×10^8	

	Sutura de AgNP	9×10^7	1×10^6	95%

A Tabela 4 descreve os resultados obtidos na avaliação da adesão de *S. mutans* e *S. aureus* em amostras tratadas e não tratadas. O número de células bacterianas e a percentagem de redução da adesão bacteriana são indicados para cada estirpe. As amostras não tratadas apresentaram contagens bacterianas de 1×10^5 CFU/ml e 2×10^8 CFU/ml para *S. mutans* e *S. aureus*, respetivamente. Por outro lado, as amostras tratadas com prata apresentaram valores substancialmente reduzidos de 3×10^2 CFU/ml e 1×10^6 CFU/ml para *S. mutans* e *S. aureus*, respetivamente. Isto indica uma redução significativa da adesão de microrganismos em suturas de seda tratadas com prata, com resultados que mostram uma redução de 91% para *S. mutans* e uma impressionante redução de 95% para *S. aureus* em comparação com amostras não tratadas. Estes resultados sublinham o potencial das fibras de seda funcionalizadas com prata como uma estratégia eficaz para minimizar a adesão bacteriana, oferecendo aplicações promissoras em contextos médicos e antimicrobianos.

DISCUSSÃO

As suturas cirúrgicas utilizadas para aproximar os tecidos após procedimentos cirúrgicos periodontais são frequentemente fonte de infeção microbiana (19). Apesar de as suturas serem estéreis antes da sua utilização, podem atuar como um terreno fértil para a colonização de microrganismos após a sua colocação, resultando em complicações como o atraso na cicatrização, a suscetibilidade a infecções que afectam o resultado líquido do procedimento cirúrgico (220).

As suturas absorvíveis podem causar um maior grau de inflamação devido ao seu metabolismo por digestão enzimática, em contraste com os materiais não absorvíveis que produzem apenas uma resposta inflamatória cega (22). Para além disso, uma resposta inflamatória reduzida após a aplicação de materiais de sutura monofilamentares em feridas orais, em comparação com os multifilamentares, foi demonstrada e confirmada por vários estudos (7,29,30). Foi levantada a hipótese de que os materiais de sutura multifilamentares exibem um fenómeno de "wicking", que pode ser responsável pela difusão da infeção na ferida (31). Estudos também demonstraram que a sutura multifilamentar pode favorecer a presença de bactérias nos seus interstícios, induzindo assim uma resposta inflamatória tecidular mais prolongada (32). Foi demonstrado que a infeção da ferida está relacionada com o material de sutura e a sua estrutura, e não está necessariamente relacionada com a composição mono ou multifilamentar (33).

A sutura multifilamentar é preferida à sutura monofilamentar devido à sua facilidade de manipulação, melhor propriedade de nó e ausência de arestas afiadas que causam menos irritação nos tecidos orais. A sutura de seda é preferida na cirurgia oral, periodontal e endodôntica , uma vez que este material é considerado altamente fiável, prático, fácil de utilizar e estável durante a duração da sutura (34). Um estudo comparativo entre suturas absorvíveis e não absorvíveis demonstrou que as suturas de seda causam uma forte resposta inflamatória, devido à composição molecular específica e à estrutura que representa um bom recipiente para as bactérias, quando comparadas com as suturas absorvíveis de ácido poliglicólico, com um elevado grau de bactérias aeróbias exibidas pelas suturas de seda após 8 dias de remoção da sutura (35).

Nos tecidos orais, a cicatrização normal ocorre em 5 a 7 dias e recomenda-se que as suturas sejam removidas o mais cedo possível após a cirurgia para eliminar o reservatório de agentes patogénicos orais (1). Além disso, a suscetibilidade da sutura de seda ser colonizada com *S. mutans* e *S. aureus* e a resistência demonstrada por estas bactérias contra muitas terapias convencionais sugere a necessidade de abordagens antibacterianas novas e eficazes, tais como a utilização terapêutica de nanopartículas (36).

A prata é um agente antimicrobiano natural e a sua aplicação no domínio biomédico está a aumentar devido à excelente capacidade antimicrobiana de largo espetro demonstrada a dimensões nanométricas (37)A tecnologia de deposição utilizada neste trabalho consiste em revestir por imersão a sutura de seda com a solução de prata e, em seguida, expor o material aos raios UV para obter uma deposição bem sucedida de prata através da redução do nitrato de prata pelo metanol (225). O nitrato de prata sofrerá uma reação fotoquímica com o metanol quando exposto à luz UV, resultando na formação de nanopartículas de prata. Esta tecnologia sugere a possibilidade de traduzir o processo em grande escala sem grande complexidade. Outra vantagem desta abordagem são as características antibacterianas a longo prazo que podem ser alcançadas mesmo com concentrações de prata muito baixas. A eficiência da tecnologia na criação de uma dispersão homogénea de partículas de prata nos filamentos de seda foi observada ao microscópio eletrónico de varrimento (Fig. 2B), o que confirmou a eficácia desta tecnologia (225).

A eficácia das suturas de seda tratadas com prata na diminuição da viabilidade, proliferação e adesão bacterianas foi avaliada de forma exaustiva através de uma combinação de testes qualitativos e quantitativos. O ensaio de difusão em disco revelou a eficácia notável da tecnologia de deposição de prata na redução da colonização microbiana, tal como evidenciado por uma zona de inibição substancial de 8 mm que persistiu durante uns notáveis 7 dias (Fig. 6). A avaliação da proliferação bacteriana, efectuada através de diluição em série, demonstrou uma taxa de proliferação reduzida para ambas as bactérias gram-positivas. A eficácia antibacteriana foi quantificada, revelando uma notável redução de 91% para *S. mutans* e 60% para *S. aureus*. Além disso, o estudo investigou a capacidade das bactérias aderirem às suturas tratadas e não tratadas com prata, utilizando um ensaio de adesão bacteriana. Os resultados demonstraram uma redução significativa da aderência das bactérias às suturas revestidas com nanopartículas de prata, com uma eficácia antibacteriana de 91% para a *S. mutans* e uns impressionantes 95% para a *S. aureus*.

Os iões de prata são continuamente libertados pelas nanopartículas de prata, o que pode ser considerado o mecanismo de destruição dos micróbios (38). O primeiro mecanismo mostra que a capacidade das AgNP de penetrarem na membrana externa se deve à atração eletrostática e à afinidade com as proteínas de enxofre, permitindo que os iões de prata adiram à parede celular e à membrana citoplasmática, causando uma maior permeabilidade da membrana citoplasmática, O segundo mecanismo aponta para o facto de as nanopartículas, depois de permearem a célula bacteriana, poderem envolver-se com grupos de enxofre ou fósforo, que são abundantes em componentes intracelulares como o ADN e as proteínas, o que resulta em alterações da sua estrutura e funções. As enzimas respiratórias são desactivadas, gerando espécies reactivas de oxigénio e interrompendo a produção de trifosfato de adenosina, causando a rutura da membrana celular e modificações no ADN (40). O terceiro mecanismo envolve a libertação de iões de prata das nanopartículas, que podem interagir com vários componentes celulares, causando a rutura dos organelos e a lise celular (41). Além disso, as nanopartículas de prata podem estar envolvidas na transdução de sinais bacterianos, em que a transdução é afetada pela desfosforilação de resíduos de tirosina nos substratos peptídicos pelas nanopartículas, conduzindo, em última análise, à apoptose celular e à cessação da multiplicação celular (42). Esta avaliação multifacetada sublinha o potencial antimicrobiano substancial das suturas de seda tratadas com prata, indicando a sua eficácia na inibição da viabilidade, proliferação e adesão bacterianas, mostrando assim a sua promessa como uma solução inovadora e eficaz em aplicações médicas.

O estudo das nanopartículas de prata tornou-se um domínio emergente nos últimos anos. A primeira razão para este facto é que as nanopartículas de prata podem ser sintetizadas através da mediação do seu processo de nucleação e crescimento utilizando vários reagentes sintéticos. Em segundo lugar, as nanopartículas de prata podem ser especificamente funcionalizadas com agentes protectores moleculares, tais como proteínas e grupos químicos. Em terceiro lugar, as nanopartículas de prata têm um forte efeito antibacteriano, o que melhora os resultados clínicos (43). Por conseguinte, as nanopartículas de prata homogéneas com tamanho, morfologia e função controlados têm sido consideradas como blocos de construção multifuncionais em vários materiais dentários. As nanopartículas de prata podem ser adicionadas a resinas acrílicas para a produção de próteses removíveis em prótese dentária, resina composta para restauração direta, solução de lavagem e material de enchimento em endodontia, materiais adesivos em ortodontia, regeneração de tecidos guiada por película em cuidados periodontais e revestimento de titânio no tratamento de implantes dentários (44).

Os investigadores estão preocupados com a toxicidade das nanopartículas de prata. A toxicidade das nanopartículas de prata está diretamente relacionada com os iões de prata livres (43). Devido à escala nanométrica das nanopartículas de prata, estas podem facilmente perturbar as moléculas biológicas, as células e os órgãos humanos. Em estudos com animais, não foram observados efeitos secundários significativos após a administração oral de nanopartículas de prata a ratos. Um outro ensaio clínico não encontrou efeitos tóxicos significativos detectáveis em pacientes que utilizaram produtos comerciais de prata coloidal (45). Os investigadores verificaram que um agregado de trióxido mineral contendo nanopartículas de prata não provocou uma resposta inflamatória significativa nos tecidos subcutâneos dos ratos. Um penso periodontal com uma elevada concentração de nanopartículas de prata também demonstrou ser biocompatível com a cicatrização de feridas gengivais (46).

As películas de fibroína de seda não são tóxicas para as linhas de células dérmicas humanas e de fibroblastos de ratinho L929, o que sugere que estes materiais podem ser utilizados com segurança sem efeitos adversos para a saúde humana (47). Além disso, a incorporação de baixas percentagens de prata no tratamento, demonstrando uma sustentabilidade prolongada em termos de ação antimicrobiana, apresenta uma tecnologia promissora para o revestimento de suturas intra-orais não reabsorvíveis. Esta aplicação tem potencial para prevenir complicações relacionadas com as suturas. Foi também demonstrado que a eficácia do revestimento de prata, mesmo após numerosos ciclos de lavagem em substratos têxteis (48) e após contacto com fluidos biológicos em dispositivos médicos (49)

A adesão robusta e a durabilidade do tratamento com prata implicam que é pouco provável que as técnicas de esterilização comummente adoptadas no domínio biomédico afectem negativamente as propriedades do revestimento de prata. No entanto, continua a ser crucial avaliar qualquer potencial redução da quantidade ou da atividade antimicrobiana das nanopartículas de prata revestidas em suturas na presença de vários factores, como a saliva, a dieta e os hábitos. Estudos subsequentes devem concentrar-se na avaliação do impacto das técnicas de esterilização e de outros factores intra-orais nas suturas revestidas a prata desenvolvidas (225). Esta investigação abrangente é vital para garantir a eficácia e a segurança sustentadas destes materiais inovadores em aplicações clínicas.

CONCLUSÃO E RECOMENDAÇÕES PARA ESTUDOS FUTUROS

As suturas revestidas com AgNP desenvolvidas, com uma baixa concentração de prata, surgem como uma alternativa convincente às suturas revestidas com antibióticos na prática cirúrgica. Nomeadamente, estas suturas revestidas com AgNP exibiram um efeito antibacteriano sustentado e estável até 7 dias, o que constitui uma fase crítica durante a cicatrização após cirurgias periodontais. Este facto sugere uma via promissora para a sua aplicação em contextos cirúrgicos. A utilização de suturas de seda não reabsorvíveis revestidas com AgNP surge como um potencial substituto dos agentes antimicrobianos convencionais, atenuando as preocupações relacionadas com os efeitos secundários e a resistência bacteriana que podem surgir com a utilização prolongada de agentes tradicionais. Com base nos resultados do presente estudo *in vitro*, continua a ser crucial avaliar qualquer potencial redução na quantidade ou atividade antimicrobiana das nanopartículas de prata revestidas em suturas na presença de vários factores intra-orais, tais como saliva, dieta, hábitos e colocação de penso periodontal após a cirurgia. Os estudos subsequentes devem concentrar-se na avaliação do impacto das técnicas de esterilização e de outros factores intra-orais nas suturas revestidas a prata desenvolvidas. Esta investigação abrangente é vital para garantir a eficácia e a segurança sustentadas destes materiais inovadores em aplicações clínicas. A técnica utilizada para a síntese de AgNP no presente estudo é simples, eficiente e económica. Superar a grande energia superficial das nanopartículas e resistir à sua agregação é um desafio fundamental a ultrapassar durante a síntese de nanopartículas. Por conseguinte, para estabilizar o tamanho das nanopartículas sintetizadas, justifica-se a realização de estudos futuros com a adição de um agente estabilizador. São necessárias investigações futuras que envolvam a avaliação da resposta inflamatória e do efeito citotóxico das AgNPs sintetizadas na linha celular de fibroblastos gengivais humanos, de modo a proporcionar uma compreensão mais holística do potencial clínico da sutura de seda revestida com AgNPs em aplicações periodontais.

35

REFERÊNCIAS CITADAS

1. Banche G, Roana J, Mandras N, Amasio M, Gallesio C, Allizond V et al. Aderência microbiana em vários materiais de sutura intra-oral em pacientes submetidos a cirurgia dentária. J Oral Maxillofac Surg. 2007;65:1503-1507.

2. Moore & Hill. Técnicas de sutura para cirurgia plástica periodontal. Periodontologia 2000 1996; 11(1):103-111.

3. Minozzi F, Bollero P, Unfer V, Dolci A GM. As suturas em medicina dentária. Eur Rev Med Pharmacol Sci. 2009;13(3):217-226.

4. Srinivasulu K, Dhiraj Kumar N. A review on properties of surgical sutures and applications in medical field. International J Res Eng Technol. 2014;2(2):85-96.

5. Selving KA, Biagiotti GR, Leknes KN, Wikesjo UM. Reacções dos tecidos orais aos materiais de sutura. Int J Periodontics Restor Dent. 1998;18:474-87.

6. Greenwald D, Shumway S, Albear P, Gottlieb L. Mechanical comparison of 10 suture materials before and after in vivo incubation (Comparação mecânica de 10 materiais de sutura antes e depois da incubação in vivo). J Surg Res. 1994;56:372-7.

7. Parirokh M, Asgary S, Eghbal MJ, Stowe S, Kakoei S. Um estudo ao microscópio eletrónico de varrimento da acumulação de placa em materiais de sutura de seda e PVDF na mucosa oral. Int Endod J. 2004;37:776-81.

8. Grigg TR, Liewehr FR, Patton WR, et al. Effect of the wicking behaviour of multifilament sutures (Efeito do comportamento de absorção das suturas multifilamentares). J Endod 2004;30:649-652.

9. Sugarman B, Musher D. Adesão de bactérias a materiais de sutura. Proc Soc Exp Biol Med 1980;167:156-160.

10. Prasetya, Denta & Rahajoe, Soetji & Dwirahardjo, Bambang & Wibowo, Michael. Fixação de Streptococcus Mutans a Materiais de Sutura Intra-orais: Um estudo in vitro. J Int Dent Med Res 2021;14(4): 1321-1326.

11. Valen H, e Scheie AA. Biofilme e suas propriedades. Eur J Oral Sci. 2018;126(1):13-18.

12. McCormack MG, Smith AJ, Akram AN, Jackson M, Robertson D, Edwards G. Staphylococcus aureus e a cavidade oral: uma fonte negligenciada de transporte e infeção? Am J Infect Control. 2015;43(1):35-7.

13. Elsolh, B., Zhang, L., & Patel, S. V. O efeito das suturas revestidas com antibióticos na incidência de infecções do sítio cirúrgico em fechamentos abdominais: uma meta-análise. Journal of Gastrointestinal Surgery.2017; 21(5): 896-903.

14. Cushing BL, Kolesnichenko VL, O'Connor CJ. Recent Advances in the liquid-phase syntheses of inorganic nanoparticles (Avanços recentes na síntese em fase líquida de nanopartículas inorgânicas). Chem Rev. 2004;104(9):3893-946.

15.	Allaker RP. A utilização de nanopartículas para controlar a formação de bioflme oral. J Dent Res. 2010;89(11):1175-86.

16.	Khan ST, Al-Khedhairy AA, Musarrat J. Nanopartículas de ZnO e TiO2 como novos agentes antimicrobianos para a higiene oral: uma revisão. J Nanopart Res. 2015;17(6):1-16.

17.	Sodagar A, Akhavan A, Hashemi E, Arab S, Pourhajibagher M, Sodagar K, Kharrazifard MJ, Bahador A. Avaliação da atividade antibacteriana de um compósito ortodôntico convencional contendo nanopartículas de prata/hidroxiapatite. Progress Orthod. 2016;17(1):1-7.

18.	Tong, J.W. Relatos de casos sobre o uso de curativo de espuma de silicone macio antimicrobiano (impregnado de prata) em úlceras infectadas de pé diabético. Int. Wound J. 2009;6: 275-284.

19.	Marambio-Jones, C.; Hoek, E.M.V. A review of the antibacterial effects of silver nanomaterials and potential implications for human health and the environment. J. Nanopart. Res. 2010;12: 1531-1551.

20.	Ivask, A.; Elbadawy, A.; Kaweeteerawat, C.; Boren, D.; Fischer, H.; Ji, Z.; Chang, C.H.; Liu, R.; Tolaymat, T.; Telesca, D.; et al. Os mecanismos de toxicidade em Escherichia coli variam para as nanopartículas de prata e diferem da prata iónica. ACS Nano 2014;8:374-386.

21.	Lee, N.Y. Ko, W.C. Hsueh, P.R. Nanopartículas no tratamento de infecções causadas por organismos multirresistentes. Front. Pharmacol. 2019;10:1153-1160.

22.	Seong,M.Lee. Nanopartículas de prata contra Salmonella enterica Serotype Typhimurium: Papel da Disfunção da Membrana Interna. Curr. Microbiol.2017;74:661–670.

23.	Steckiewicz KP, Cieciórski P, Barcińska E, Jaśkiewicz M, Narajczyk M, Bauer M, Kamysz W, Megiel E, Inkielewicz-Stepniak I. Nanopartículas de prata como plataformas de entrega de medicamentos de clorexidina e metronidazol: A sua potencial utilização no tratamento da periodontite. Int J Nanomedicine. 2022;17:495-517.

24.	Zhang S, Liu X, Wang H, Peng J, Wong KK. A sutura revestida com nanopartículas de prata reduz eficazmente a inflamação e melhora a resistência mecânica na anastomose intestinal em ratinhos. J Pediatr Surg. 2014;49(4):606-13.

25.	De Simone S, Gallo AL, Paladini F, Sannino A, Pollini M. Desenvolvimento de nano-revestimentos de prata em suturas de seda como uma nova abordagem contra infecções cirúrgicas. J Mater Sci Mater Med. 2014;25(9):2205-14.

26.	Baygar, T., Sarac, N., Ugur, A., & Rana Karaca, I. Características antimicrobianas e biocompatibilidade das suturas cirúrgicas revestidas com nanopartículas de prata biossintetizadas. Química Bioorgânica 2018;86:254-258.

27.` Pande, Nishigandh. Síntese ecológica e aplicações de nanopartículas de prata. Jornal de investigação química e farmacêutica 2014;6:403-410.

28. Shaik, Shakira & Mkize, Lwamkelekile & Khumalo, Vukani & Singh, Nisha. Síntese verde de partículas de nano-prata a partir de extractos de folhas e caules de Iboza (Tetradenia Riparia). Jornal Africano de Medicinas Tradicionais, Complementares e Alternativas 2015;12:33-34.

29. Kim JS, Shin SI, Herr Y, Park JB, Kwon YH, Chung JH. Reacções dos tecidos aos materiais de sutura na mucosa oral de cães beagle. J Periodontal Implant Sci. 2011;41(4):185-191.

30. Lilly GE, Osbon DB, Hutchinson RA, Heflich RH. Aspectos clínicos e bacteriológicos das suturas de ácido poliglicólico J Oral Surg. 1973;31:103-5

31. Lilly GE. Reação dos tecidos orais aos materiais de sutura. Oral Surg Oral Med Oral Pathol 1968;26:128-33.

32. Durdley P, Bucknall TE. Avaliação de suturas para utilização em cirurgia do cólon: um estudo experimental. J R Soc Med 1984;77:472-7.

33. Rothenburger S, Spangler D, Bhende S, Burkley D. Avaliação antimicrobiana in vitro de Vicryl revestido mais sutura antibacteriana (poliglactina 910 revestida com triclosan) utilizando ensaios de inibição de zona. Surg Infect 2002;3:79-87.

34.	Steckiewicz KP, Cieciórski P, Barcińska E, Jaśkiewicz M, Narajczyk M, Bauer M, Kamysz W, Megiel E, Inkielewicz-Stepniak I. Nanopartículas de prata como plataformas de entrega de medicamentos de clorexidina e metronidazol: A sua potencial utilização no tratamento da periodontite. Int J Nanomedicine. 2022;17:495-517.

35.	Sortino F, Lombardo C, Sciacca A. Seda e ácido poliglicólico em cirurgia oral: um estudo comparativo. Oral Surg Oral Med Oral Pathol Oral Radiol Endod. 2008 Mar;105(3):e15-8.

36.	A. Panacek, L. Kvitek, R. Prucek, M. Kolar, R. Vecerova, N. Pizurova, V.K. Sharma, T. Nevecna, R. Zboril, J. Phys. Chem. B 110 (2006) 16248-16253.

37.	M. Pollini, F. Paladini, A. Licciulli, A. Maffezzoli, A. Sannino, N. Cioffi, M. Rai (Eds.), Nanoantimicrobials Progress and Prospects, Springer, Heidelberg, Dordrecht, London, New York 2012, pp. 313-336.

38.	Bapat RA, Chaubal TV, Joshi CP, et al. Uma visão geral da aplicação de nanopartículas de prata para biomateriais em odontologia. *Mater Sci Eng C*. 2018;91:881-898.

39.	Khorrami S, Zarrabi A, Khaleghi M, Danaei M, Mozafari M. Citotoxicidade selectiva de nanopartículas de prata sintetizadas em verde contra a linha de células tumorais MCF-7 e as suas propriedades antioxidantes e antimicrobianas melhoradas. *Int J Nanomedicine*. 2018;13:8013-8024.

40.   Ramkumar VS, Pugazhendhi A, Gopalakrishnan K, et al. Biofabricação e caraterização de nanopartículas de prata usando extrato aquoso de algas marinhas Enteromorpha compressa e suas propriedades biomédicas. *Biotechnol Rep.* 2017;14:1-7.

41.   **Lee, N.Y. Ko, W.C. Hsueh, P.R. Nanopartículas no tratamento de infecções causadas por organismos multirresistentes. Front. Pharmacol. 2019;10:1153-1160.**

42.   Li L, Li L, Zhou X, et al. As nanopartículas de prata induzem autofagia protetora através da via Ca 2+ /CaMKKβ/AMPK/mTOR em células SH-SY5Y e cérebros de ratos. *Nanotoxicologia.* 2019;13(3):369-391.

43.   Noronha VT, Paula AJ, Durán G, et al. Nanopartículas de prata em medicina dentária. *Dent Mater.* 2017;33(10):1110–1126.

44.   Yin IX, Zhang J, Zhao IS, Mei ML, Li Q, Chu CH. O Mecanismo Antibacteriano das Nanopartículas de Prata e a sua Aplicação em Medicina Dentária. *Int J Nanomedicine.* 2020;15:2555-2562

45.   Liao C, Li Y, Tjong SC. Propriedades bactericidas e citotóxicas das nanopartículas de prata. *Int J Mol Sci.* 2019;20(2):449.

46.   Lee SJ, Heo DN, Lee D, et al. Fabrico num só passo de pensos para feridas orais híbridos nanofibrosos duplos incorporados com AgNPs. *J Biomed Nanotechnol.* 2016;12(11):2041–2050.

47.   Liu TL, Miao JC, Sheng WH, et al. Citocompatibilidade da película de fibroína de seda regenerada: um biomaterial médico aplicável à cicatrização de feridas. J Zhejiang Univ Sci B. 2010;11(1):10-16.

48.   Pollini M, Paladini F, Licciulli A, Maffezzoli A, Nicolais L, Sannino A. Um fio de lã revestido a prata com propriedades antibacterianas duradouras. J Appl Polym Sci. 2012;125(3):2239-44.

49.   Pollini M, Paladini F, Catalano M, Taurino A, Licciulli A, Maffezzoli A, Sannino A. Revestimentos antibacterianos em cateteres de hemodiálise por deposição fotoquímica de nanopartículas de prata. J Mater Sci. 2011;22:2005-12.

DECLARAÇÃO DE INTERESSES

Os autores declaram que não têm interesses financeiros concorrentes conhecidos ou relações pessoais que possam parecer influenciar o trabalho relatado neste documento.

DECLARAÇÃO DE TECNOLOGIAS GERADORAS DE IA E DE TECNOLOGIAS ASSISTIDAS POR IA NO PROCESSO DE ESCRITA

Não foram utilizadas tecnologias de IA ou assistidas por IA no processo de redação.

DECLARAÇÃO DE APRESENTAÇÃO E VERIFICAÇÃO

O artigo que se segue não está a ser considerado para publicação noutro local e a sua publicação é aprovada por todos os autores e tácita ou explicitamente pelas autoridades responsáveis onde o trabalho foi realizado, e que, se for aceite, não será publicado noutro local sob a mesma forma, em inglês ou em qualquer outra língua, incluindo eletronicamente, sem o consentimento escrito do detentor dos direitos de autor.

DECLARAÇÃO DE CONTRIBUIÇÃO DE AUTORIA DO CRÉDITO

Vijaya Kumar K: Conceptualização, Metodologia, Validação, Escrita - Revisão e Edição, Supervisão, Administração do projeto

Shilpa Mathew: Software, Investigação, Análise formal, Curadoria de dados, Redação do rascunho original

Ashwini Prabhu: Conceptualização, Metodologia, Validação, Análise formal, Recursos, Escrita - Revisão e Edição, Supervisão, Administração do projeto

Rajesh P Shastry: Conceptualização, Metodologia, Validação, Análise formal, Recursos, Redação - Revisão e edição, Supervisão, Administração do projeto

Rajesh K.S.: Validação, Escrita - Revisão e Edição, Supervisão, Administração do projeto

FONTES DE FINANCIAMENTO

Esta investigação não recebeu qualquer subvenção específica de agências de financiamento dos sectores público, comercial ou sem fins lucrativos.

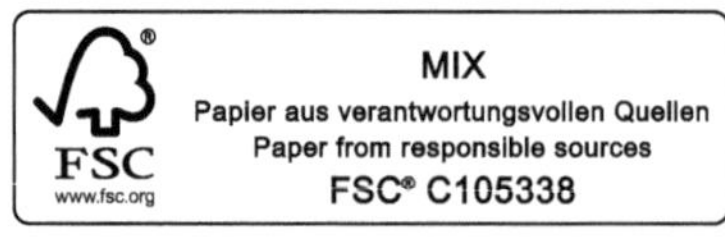

Printed by Books on Demand GmbH, Norderstedt / Germany